BEI GRIN MACHT SICH IHR
WISSEN BEZAHLT

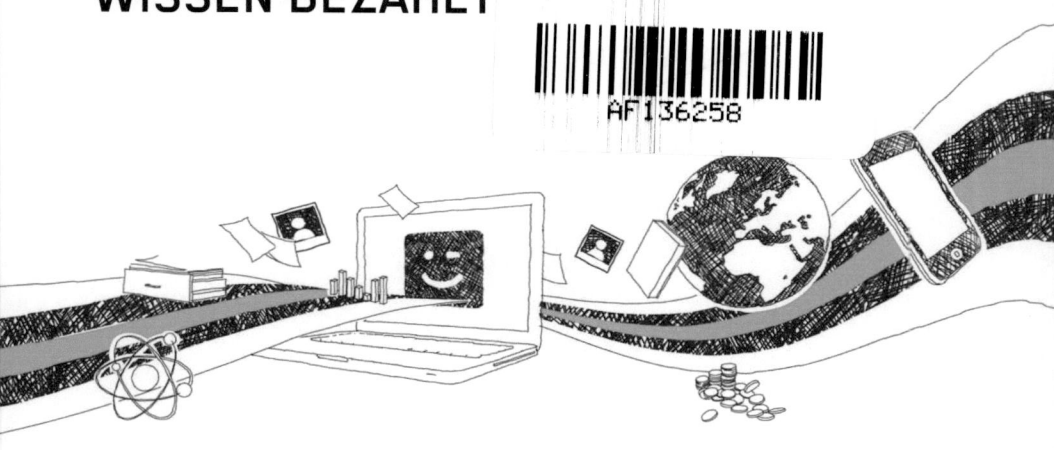

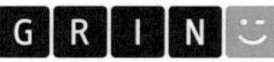

Jan Buchtaleck

Marburger Bund - Ziele, Aufgaben und Organisation

GRIN Verlag

Bibliografische Information der Deutschen Nationalbibliothek:

Die Deutsche Bibliothek verzeichnet diese Publikation in der Deutschen National-
bibliografie; detaillierte bibliografische Daten sind im Internet über http://dnb.d-
nb.de/ abrufbar.

Impressum:

Copyright © 2011 GRIN Verlag GmbH
Druck und Bindung: Books on Demand GmbH, Norderstedt Germany
ISBN: 978-3-656-06949-2

Dieses Buch bei GRIN:

http://www.grin.com/de/e-book/182043/marburger-bund-ziele-aufgaben-und-
organisation

Referat

zum Thema:

Marburger Bund

-

Ziele, Aufgaben und Organisation

Veranstaltung: Grundlagen des Gesundheitswesens (471)

Verfasser: Buchtaleck, Jan

Semester: 4

Abgabedatum: 31.05.2011

Präsentationsdatum: 07.06.2011

Inhaltsverzeichnis

1 Kurzportrait

Der Marburger Bund (MB) ist eine Interessensvertretung aller angestellten und beamteten Ärztinnen und Ärzte in Deutschland. Sie vertritt die Mitglieder im Sinne einer gewerkschaftlichen Orientierung in tarifpolitischen sowie gesundheits- und berufspolitischen Fragen und Angelegenheiten.

Die Vereinigung wurde 1957 an der Phillips-Universität in Marburg gegründet[1] und ist heute die größte Organisation von Ärztinnen und Ärzten in Europa mit freiwilliger Mitgliedschaft. Bestandteil des Marburger Bundes ist auch ein Netzwerk von Studenten, von denen sich ca. 15.000 unter den rund 107.000 Mitgliedern befinden. Der MB ist die einzige tariffähige Ärztegewerkschaft in Deutschland, das heißt, sie ist befähigt, Tarifverträge abzuschließen.

Der Hartmannbund ist ein Gegenpart zum Marburger Bund. Er vertritt die niedergelassenen Ärztinnen und Ärzte in Deutschland.

2 Ziele des Marburger Bundes

Die Ziele des MB sind in der Satzung im § 2 „Zweck und Aufgaben" festgehalten. Der Zweck des Vereins liegt in der Wahrung der beruflichen, sozialen und wirtschaftlichen Belange der Mitglieder und der Vertretung der angestellten und beamteten Ärztinnen und Ärzte aus gewerkschaftlicher und berufspolitischer Sicht. Neben den grundsätzlichen Zielen des MB gibt es Ziele, die der jeweiligen aktuellen Situation angepasst sind.[2]

2.1 Tarifpolitische Ziele

Das primäre Ziel des Marburger Bundes sind erfolgreiche Abschlüsse in Tarifverhandlungen mit privaten und öffentlichen Tarifpartnern mit der Zielsetzung einer leistungsgerechten Vergütung. Die Tarifvereinbarung wird in einem arztspezifischen Tarifvertrag festgelegt.

Aktuelle tarifpolitische Ziele des Marburger Bundes sind unter anderem die Entfristung von befristeten Arbeitsverträgen bzw. die Forderung nach unbefristeten

---

[1] Vgl. Gelsner (1985), S. 35
[2] Vgl. www.marburger-bund.de

Arbeitsverträgen für Ärztinnen und Ärzte. Ebenso wird unter dem Stichwort „Koalitionsfreiheit" eine Verhinderung der Wiedereinführung der Tarifeinheit verfolgt, welche aktuell von der Gewerkschaft „ver.di" vorangetrieben wird.

2.2 Berufspolitische Ziele

Neben der leistungsgerechten Vergütung stehen für den MB die Rahmenbedingungen, unter denen die Ärztinnen und Ärzte arbeiten, im Mittelpunkt der Zielsetzungen.[3]

- Neubewertung ärztlicher Tätigkeit

  Mit der Zielsetzung der Neubewertung ärztlicher Tätigkeit verfolgt der Marburger Bund vor allem zwei Unterziele. So fordert der MB bessere Arbeitsbedingungen in Bezug auf die Arbeitszeiten und flexiblere Arbeitszeitmodelle. Dieses Ziel ist insbesondere auf den Kliniksektor ausgerichtet, da dort die Regelmäßigkeit und Einhaltung der Dienstzeiten nur selten gegeben ist. Dazu die Ergebnisse einer Mitgliederbefragung des MB aus dem Jahr 2010, die die Arbeitsbelastung der Ärztinnen und Ärzte deutlich macht:

Wie hoch ist Ihre tatsächliche Wochenarbeitszeit inkl. Überstunden und Bereitschaftsdienste im Durchschnitt? (bezogen auf Vollzeitbeschäftigte)

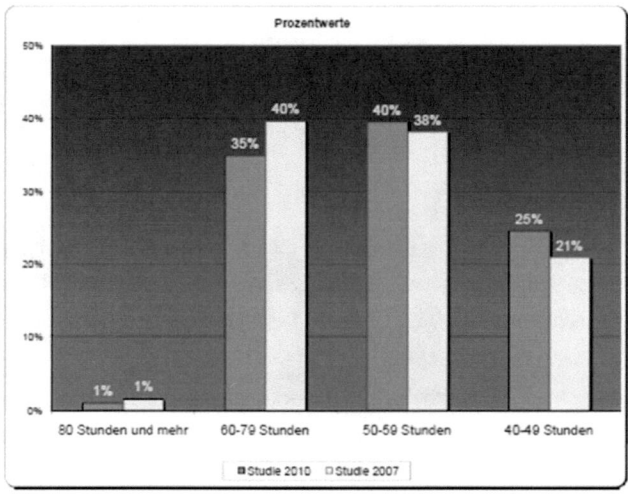

---

[3] Vgl. www.marburger-bund.de

Der MB fordert die Einhaltung der gesetzlich vorgegeben maximalen Wochenarbeitszeit von 48 Stunden. Weiterhin ist eine Zielsetzung die Integration von flexiblen Arbeitszeitmodellen voranzutreiben und zu etablieren. Flexible Arbeitszeitmodelle sollen vor allem der planbaren Familiengestaltung zugutekommen, da ein Rückgang der Geburtenzahlen gerade im Bereich der Akademiker im Zusammenhang mit der Unvereinbarkeit von Familie und Beruf steht.der MB konnte erste Erfolge seiner Aktivitäten zur Vereinbarkeit von Familie und Beruf in der Mitgliederbefragung aus dem Jahr 2010 nachweisen:[4]

Bietet Ihr Arbeitgeber ausreichend Möglichkeiten, Familie und Beruf zu vereinbaren (z.B. Kinderbetreuung, Teilzeitstellen)?

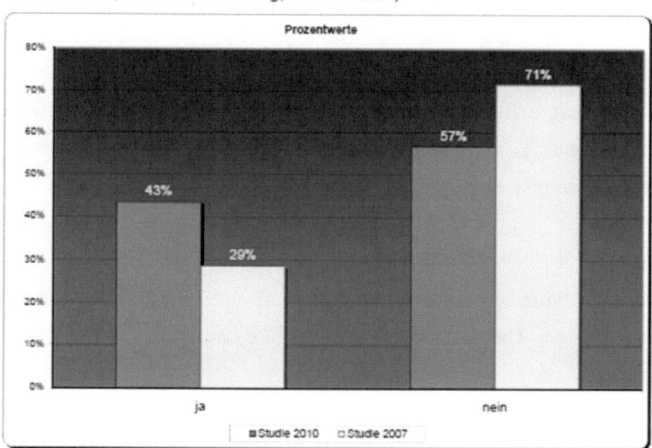

- Praxisnahe Medizinerausbildung

    Der Marburger Bund kritisiert die derzeitige Ausbildungsform der Humanmediziner. Es wird eine deutlich stärkere Orientierung an der Praxis und eine Umstrukturierung der Lehrpläne gefordert. Laut dem MB soll ein größerer Teil der Ausbildung, als es derzeitig der Fall ist, am Patienten durchgeführt werden.

    Reformierte Studiengänge, wie der Modellstudiengang an der RWTH Aachen, mit einer stärker auf die Praxis ausgerichteten Ausbildung werden von dem Marburger Bund befürwortet.

---

[4] Vgl. www.marburger-bund.de

- „Gastarzt-Unwesen bekämpfen"

  Aktuell befindet sich eine große Anzahl an Gastärzten im Einsatz an privaten und öffentlichen Kliniken. Gastärzte sind Ärzte, die ohne europäische Approbation oder Berufserlaubnis in Deutschland arbeiten dürfen, sofern sie im Heimatland ein Medizinstudium erfolgreich absolviert haben. Zur Aufnahme der Arbeit an einem Krankenhaus ist lediglich die Erlaubnis eines Chefarztes notwendig.

  Gastärzte erhalten keine oder nur eine sehr geringe finanzielle Entschädigung, da der Erfahrungsgewinn für die Gastärzte im Vordergrund steht.

  Dadurch, dass Gastärzte nicht erfasst werden, stehen keine belegbaren Zahlen zur Verfügung, jedoch wurde die Anzahl der Gastärzte in Deutschland auf 3000 geschätzt.

  Der Marburger Bund setzt sich für eine Änderung der derzeitigen Gastarzt-Situation ein, da durch den Einsatz von Gastärzten weniger reguläre Stellen besetzt werden können.

2.3 Gesundheitspolitische Ziele

Die gesundheitspolitischen Ziele des MB sind sehr stark mit den aktuellen gesundheitspolitischen Themen in der Bundesrepublik verknüpft.

So fordert der Marburger Bund - aufgrund der Negativschlagzeilen über die Hygienemängel in diversen Krankenhäusern - mehr Hygienefachpersonal in den Krankenhäusern und einen höheren Stellenwert für den Bereich „Hygiene" in der Ausbildung von Medizinern.

Weiterhin fordert der MB ein umfangreiches Investitionsprogramm mit einem Volumen von mehreren Milliarden Euro zur Umstrukturierung der Belegungsanzahl von Patientenzimmern. Vom Marburger Bund werden Zweibettzimmer statt Drei- oder Vierbettzimmer gefordert.

Begründet wird diese Forderung damit, dass ein Patient in einer ruhigeren und komfortableren Raumsituation schneller genesen kann und somit eine Verkürzung der Aufenthaltsdauer im Krankenhaus erreicht werden kann.

3 Aufgaben und Leistungen

3.1 Aufgaben des Marburger Bundes

Die Hauptaufgabe des MB ist – wie bereits in der Zielsetzung erläutert - die Interessensvertretung der angestellten und beamteten Ärztinnen und Ärzte als Gewerkschaft gegenüber den privaten und öffentlichen Tarifpartnern in Tarifverhandlungen.

Ziel der Tarifverhandlungen ist es, arztspezifische Entgelt- und Manteltarifverträge mit den Tarifpartnern abzuschließen.[5] Dabei sind die Tarifpartner meist Tarifvereinigungen oder private (z.B. Rhön Klinikum, Asklepios oder Agaplesion), kommunale, universitäre und konfessionelle Krankenhausbetreiber.

Aufgabe des Marburger Bundes ist weiterhin die Aufklärung der Mitglieder über aktuelle berufs- und gesundheitspolitische Maßnahmen der Bundesregierung und deren Auswirkungen auf die Situation der Mitglieder. Sofern durch diese Maßnahmen die Interessen der Mitglieder tangiert werden, engagiert sich der MB für die Verhinderung von Nachteilen bzw. die Durchsetzung von Verbesserungen. Ebenso gehören Beratung und Betreuung der Mitglieder in einer Vielzahl von berufsspezifischen Fragen zum Aufgabenbereich der Landesverbände des Marburger Bundes.

3.2 Leistungen für die Mitglieder des Marburger Bundes

Der Marburger Bund bietet für seine Mitglieder eine Vielzahl von Leistungen an, die über die Interessensvertretung in den Tarifverhandlungen hinausgehen.

Im Folgenden werden aus der Vielfalt der Leistungen einige Service-Leistungen exemplarisch dargestellt:

- Angebot von Seminaren zu arztspezifischen Themen, z.B. „Mitarbeiter führen und motivieren" oder „Röntgen-Thorax-Diagnostik"
- Rechtsschutz – der MB bietet seinen Mitgliedern kostenfreien juristischen Rat zu berufs-, arbeits-, sozial- und beamtenrechtlichen Fragen. Ebenso besteht die Möglichkeit der Prüfung von Arbeitsverträgen und der Prozessvertretung in arbeitsrechtlichen Auseinandersetzungen und die Übernahme der Kosten ab der ersten Instanz.

---

[5] Vgl. www.marburger-bund.de

- Unterstützung von arbeitssuchenden Medizinerinnen und Medizinern durch einen Stellenmarkt im Internet und Seminare wie z.B. „Bewerbungstraining".

Zielsetzung des Angebotes ist es, den Mitgliedern Mehrwertleistungen zu bieten und damit einerseits die Mitglieder an den MB zu binden und andererseits den Mitgliedern durch Information und Unterstützung Vorteile in der beruflichen Entwicklung zu ermöglichen.[6]

4 Organisation

Der Marburger Bund ist ein eingetragener Verein mit Sitz in Berlin.[7] Er umfasst rund 107.000 Mitglieder[8], womit er die größte Ärztegemeinschaft auf freiwilliger Basis Europas ist.

4.1 Entwicklung und Meilensteine

Im Juni 1947 wurde von jungen Ärzten und Medizinstudenten in Deutschland die Vorläuferorganisation des Marburger Bundes an der Phillips-Universität zu Marburg gegründet mit dem Ziel, eine Verbesserung der Arbeitsbedingungen zu erreichen.[9]
Die unter dem Namen „Marburger Gemeinschaft" gegründeten Landesvereinigungen schlossen sich im September 1948 zum „Marburger Bund – Arbeitsgemeinschaft der Landesvereinigungen der angestellten Ärzte" zusammen. Die erste ordentliche Hauptversammlung tagte im April 1951 in Berlin.

Im Jahre 1960 fällte das Bundesverfassungsgericht das Urteil zur Beschwerde des MB über die Zulassungsbeschränkung für Ärzte über das Prinzip der Verhältniszahl und erklärte diese für verfassungswidrig, womit der MB die Niederlassungsfreiheit als Kassenarzt erstritten hatte. Dies war der bis dato größte Erfolg des Marburger Bundes.[10]

1988 wurde die gemeinnützige Marburger Bund-Stiftung gegründet, um der steigenden Zahl an arbeitslosen Ärzten mit Qualifikations- und Informationsmaßnahmen entgegen zu wirken.

---

[6] Vgl. www.marburger-bund.de
[7] Vgl. www.marburger-bund.de
[8] Stand 03/2010
[9] Vgl. Gelsner (1985), S. 35-37
[10] Vgl. Gelsner (1985), S. 152-166

Einen weiteren Erfolg erzielte der MB in der Frage der Arbeitszeitregelung. Nach einer Übergangsfrist griff das Arbeitszeitgesetz ab Januar 1996 auch in Krankenhäusern. Es wurde jedoch nicht korrekt nach den Vorgaben der EG-Arbeitszeitrichtlinie umgesetzt, sondern missachtete die Tatsache, dass Bereitschaftsdienste als Arbeits- und nicht als Ruhezeit gewertet werden sollten. Die Bundesregierung lenkte 2003 ein und ab 2004, bzw. mit einer Übergangszeit ab 2006, wurden Bereitschaftsdienste als Arbeitszeit gewertet.

Im Jahr 2005 kam es nach anfänglichen Warnstreiks in Marburg aufgrund eines Abbaus tariflicher Arbeitnehmerrechte zu Demonstrationen. Deutschlandweit beteiligten sich viele Ärztinnen und Ärzte an Universitätskliniken an den Demonstrationen für höhere Gehälter und keine Tarifrückstufungen. Im Laufe des Jahres kam es zu den bis dato größten Streiks in der Geschichte des Marburger Bundes. Teilweise beteiligten sich bis zu 7.000 Ärztinnen und Ärzte.

Auch 2006 setzten sich die Streiks für einen eigenständigen Tarifvertrag mit entsprechenden Forderungen der Ärzte fort. Am 14. Juni 2006 erreichten sie mit insgesamt 14.000 streikenden Ärzten den Höhepunkt, woraufhin sich der MB und die Tarifgemeinschaft deutscher Länder (TdL) auf den ersten arztspezifischen Tarifvertrag einigten. Es wurde ebenso ein arztspezifischer Tarifvertrag mit der Vereinigung kommunaler Arbeitgeberverbände (VKA) abgeschlossen.[11]

Im Jahr 2005 trennte sich der MB von der Gewerkschaft „ver.di" als Partner, da ver.di eine Tarifeinheit anstrebte und dies nicht mit den Zielsetzungen des Marburger Bundes vereinbar war.

60 Jahre nach der Gründung und nach gut 12 streikintensiven Monaten ist der Marburger Bund eine erfolgreiche und etablierte Ärztevereinigung.

---

[11] Vgl. www.marburger-bund.de

4.2 Strukturen

Das höchste Beschlussorgan im Marburger Bund ist die Hauptversammlung, die alle zwei Jahre zusammentritt und den Bundesvorstand wählt. [12]

Die Hauptversammlung setzt sich aus Delegierten der 14 Landesverbände zusammen. Die Aufteilung der Landesverbände besteht nach Bundesländern, wobei die Bundesländer Berlin und Brandenburg sowie Nordrhein-Westfalen und Rheinland-Pfalz jeweils in einem Landesverband zusammengeschlossen sind. Aufgabe der Landesverbände ist die Betreuung der einzelnen Mitglieder.

Vereinigt sind die 14 Landesverbände im Bundesverband, welcher die Interessen der Mitglieder auf Bundesebene vertritt und die einzelnen Landesverbände koordiniert. Die Informations-, Presse- und Öffentlichkeitsarbeit ist ebenfalls eine Aufgabe des Bundesverbandes.

Der Bundesvorstand, der von der Hauptversammlung gewählt wird, führt gemeinsam mit der Hauptgeschäftsführung die Geschäfte des Marburger Bundes und wird vom Beirat, welcher sich aus den Vorsitzenden und Geschäftsführern der Landesverbände sowie dem Bundesvorstand zusammensetzt, beraten. [13]

Zu speziellen Themengebieten werden auf Bundesebene Arbeitskreise einberufen, welche sich ausführlich mit dem jeweiligen Thema beschäftigen und den Vorstand fachlich beraten. Derzeitig bestehen 12 Arbeitskreise zu Themen wie zum Beispiel „Ärzte im öffentlichen Gesundheitssystem", „Internationale Angelegenheiten" und „Mitarbeitervertretung".

Zwei weitere wichtige Organisationseinheiten innerhalb des Marburger Bundes sind die kleine und große Tarifkommission.

Die große Tarifkommision hat die Befugnis über die tariflichen Förderungen des MB, den Abschluss und Kündigung von Tarifverträgen, die Einleitung von Kampfmaßnahmen und Schlichtungsverfahren und die Leitlinien der Tarifpolitik zu entscheiden. Weiterhin bestimmt die große Tarifkommission die Art der Kampfmittel, den Bereich in der diese angewendet werden soll und wann Arbeitskampfmaßnahmen

---

[12] Vgl. www.marburger-bund.de
[13] Vgl. www.marburger-bund.de

ausgesetzt bzw. beendet werden sollen. Die Entscheidungsbefugnis kann von der großen Tarifkommission auf die kleine Tarifkommission übertragen werden. Der Beirat, der Vorstand des Bundesverbandes und die kleine Tarifkommission bilden die große Tarifkommission.

Aufgabe der kleinen Tarifkommission ist es, Entscheidungen zu Themen zu treffen, welche von der großen Tarifkommission an die kleine übertragen wurden. Die kleine Tarifkommission setzt sich aus insgesamt 18 Personen zusammen, wobei spezifische Vorgaben zur Besetzung nach der Satzung des MB zu erfüllen sind.

4.3 Finanzierung

Der Marburger Bund finanziert sich über die Mitgliedsbeiträge seiner rund 107.000 Mitglieder. Mitgliedsbeiträge werden in Abhängigkeit von den Tätigkeitsmerkmalen der Mitglieder und der Gruppenzugehörigkeit gestaffelt.

Medizinstudierende können die Leistungen des Marburger Bundes beitragsfrei in Anspruch nehmen. Für Ärztinnen oder Ärzte steigt der Beitrag mit der Dauer der Berufstätigkeit. Während Ärztinnen und Ärzte in den ersten fünf Jahren der Berufstätigkeit in Hessen einen Jahresbeitrag von 149 Euro zu leisten haben, müssen sie ab dem sechsten Jahr der Berufstätigkeit bereits 198 Euro pro Jahr an Mitgliedsbeitrag zahlen.

Den höchsten Beitragssatz von 246 Euro pro Jahr bezahlen leitende Ärztinnen und Ärzte sowie Chefärztinnen und Chefärzte.[14]

---

[14] Vgl. www.mb-hessen.de

5 Zusammenfassung

Der Marburger Bund ist eine Organisation mit der Zielsetzung, den angestellten und beamteten Ärztinnen und Ärzten eine wirkungsvolle Interessensvertretung zu bieten. Schwerpunkt sind die Tarifverhandlungen, welche aufgrund der großen Anzahl an Mitgliedern und Unterstützern mit dem entsprechenden Erfolg geführt werden können.

Neben dem zentralen Aspekt der gewerkschaftlichen Interessensvertretung in Tarifverhandlungen widmet sich der Marburger Bund vorrangig der öffentlichkeitswirksamen Darstellung der Ziele, Aufgaben und Probleme der Ärztinnen und Ärzte in Deutschland. Dabei strebt der Marburger Bund sowohl Verbesserungen für die Mitglieder als auch für das Gesundheitswesen generell an. Eine Vielzahl der Initiativen im Bereich der Gesundheitspolitik geht auf den Marburger Bund zurück.

Damit stellt der Marburger Bund einen wesentlichen Faktor in der Diskussion der Gesundheitspolitik dar.

Literaturverzeichnis

Gelsner, K. (1985): Der Marburger Bund – Chronik der organisierten Krankenhausärzte, 1. Auflage, Frankfurt am Main

Internetquellen

http://www.marburger-bund.de/gesundheitspolitik/index.php
(Abrufdatum: 26.05.2011)

http://www.marburger-bund.de/ueber-uns/Satzung.pdf
(Abrufdatum: 26.05.2011)

http://www.marburger-bund.de/ueber-uns/index.php
(Abrufdatum: 26.05.2011)

http://www.marburger-bund.de/ueber-uns/geschichte/geschichte.php
(Abrufdatum: 26.05.2011)

http://www.marburger-bund.de/ueber-uns/who-is-who.php
(Abrufdatum: 26.05.2011)

http://www.marburger-bund.de/mein-lv/index.php
(Abrufdatum: 26.05.2011)

http://www.marburger-bund.de/ueber-uns/arbeitskreise.php
(Abrufdatum: 26.05.2011)

http://www.marburger-bund.de/service/index.php
(Abrufdatum: 26.05.2011)

http://www.marburger-bund.de/service/seminare.php
(Abrufdatum: 26.05.2011)

http://www.marburger-bund.de/service/rechtsberatung.php
(Abrufdatum: 26.05.2011)

http://www.marburger-bund.de/mb-zeitung/stellenmarkt.php
(Abrufdatum: 26.05.2011)

http://www.rettet-die-koalitionsfreiheit.de/
(Abrufdatum: 26.05.2011)

http://www.marburger-bund.de/tarifpolitik/index.php
(Abrufdatum: 26.05.2011)

http://www.marburger-bund.de/tarifpolitik/tarifvertraege.php
(Abrufdatum: 26.05.2011)

http://www.marburger-bund.de/tarifpolitik/tarifbereiche.php
(Abrufdatum: 26.05.2011)

http://www.marburger-bund.de/umfragen/2010_mitgliederumfrage/
Gesamtauswertung.pdf (Abrufdatum: 26.05.2011)

http://www.marburger-bund.de/ueber-uns/tarifkommission-gr.php
(Abrufdatum: 26.05.2011)

http://www.marburger-bund.de/ueber-uns/tarifkommission-kl.php
(Abrufdatum: 26.05.2011)

http://www.mbhessen.de/hesbeitr.htm#Merkmal
(Abrufdatum: 26.05.2011)

Weitere Quellen

Interview mit einer Assistenzärztin im ersten Jahr

Interview mit einer Fachärztin der Anästhesie